Neel Maurya
Amrita Puri
Shruti Chaudhary

Primeira cirurgia ortognática versus abordagem ortognática convencional

Neel Maurya
Amrita Puri
Shruti Chaudhary

Primeira cirurgia ortognática versus abordagem ortognática convencional

Uma revisão sistemática

ScienciaScripts

Imprint
Any brand names and product names mentioned in this book are subject to trademark, brand or patent protection and are trademarks or registered trademarks of their respective holders. The use of brand names, product names, common names, trade names, product descriptions etc. even without a particular marking in this work is in no way to be construed to mean that such names may be regarded as unrestricted in respect of trademark and brand protection legislation and could thus be used by anyone.

Cover image: www.ingimage.com

This book is a translation from the original published under ISBN 978-620-6-14256-0.

Publisher:
Sciencia Scripts
is a trademark of
Dodo Books Indian Ocean Ltd. and OmniScriptum S.R.L publishing group

120 High Road, East Finchley, London, N2 9ED, United Kingdom
Str. Armeneasca 28/1, office 1, Chisinau MD-2012, Republic of Moldova, Europe
Printed at: see last page
ISBN: 978-620-5-80241-0

ÍNDICE

CAPÍTULO 1

INTRODUÇÃO

As malformações e discrepâncias dos maxilares referem-se a uma vasta gama de desordens orais caracterizadas por variações mandibulares e irregularidades do osso alveolar e dos dentes . Uma grande proporção da população em geral, variando entre 50% e 75%, tem algum tipo de malrelação conhecida como maloclusão [1], enquanto as discrepâncias maxilares afectam quase 28% da população. As maloclusões podem variar em gravidade, desde simples desvios dentro do osso alveolar e dentes alinhados até graves anomalias dentofaciais e deformidades craniofaciais. O tratamento destes problemas cranio-dentofaciais tem demonstrado melhorar a função oral e a qualidade de vida relacionada com a saúde oral, mas os pacientes com deformidades maxilares não tratadas parecem ser mental e fisicamente prejudicados[2] .

No passado [3], estudos demonstraram que a maioria dos pacientes afectados por deformidades dentofaciais pedem tratamento para melhorar a sua aparência facial e dentária, embora alguns estudos tenham relatado que a principal motivação é a funcionalidade e não a estética. Os pacientes também procuram tratamento com a expectativa de obter benefícios psicossociais, incluindo melhorias nas relações interpessoais e no bem-estar psicológico.

As anomalias dentofaciais e as discrepâncias maxilares requerem frequentemente uma abordagem multidisciplinar envolvendo ortopedistas/ortodontistas dentofaciais, cirurgiões dentários e orais, cirurgiões craniofaciais e cirurgiões plásticos, e outros cirurgiões. O tratamento de deformidades graves em pacientes requer intervenção cirúrgica As deformidades dentofaciais são um conjunto de condições (congénitas ou adquiridas) que resultam na alteração da forma da boca e da face, que podem causar deformidades e disfunções faciais e ter graves implicações sociais e psicológicas. Para deformidades graves e complexas, o tratamento ortodôntico por si só seria insuficiente para corrigir a deformidade ou não conseguiria resultados satisfatórios. Nesses casos, o tratamento ortodôntico-ortodôntico articular seria frequentemente necessário para que os pacientes obtenham um perfil facial ideal e para uma oclusão estável.

A primeira abordagem ortodôntica convencional (COA) ganhou proeminência nos anos 70. Os primeiros cirurgiões ortognáticos perceberam que a quantidade de retrocesso mandibular era limitada pela magnitude do overjet entre os incisivos maxilares e mandibulares. Embora existam provas contraditórias a este respeito, parece claro que o possível efeito da cirurgia ortognática nas vias aéreas superiores deve ser tomado em consideração em todas as fases do tratamento, desde o diagnóstico até ao planeamento e execução do tratamento para prevenir qualquer possível evento adverso após a cirurgia,Consequentemente, o conceito "ortodôntico-primeiro" tornou-se um dogma amplamente reconhecido,enfatizando que o reposicionamento cirúrgico óptimo do maxilar só era possível após a remoção de todas as compensações dentárias antes da cirurgia. Ao longo dos anos, os níveis aceitáveis de estabilidade e satisfação com os resultados pós-tratamento validaram esta abordagem. A técnica convencional ortognática, contudo, é um procedimento moroso e enfadonho. O ciclo de tratamento é consideravelmente mais longo, excedendo normalmente dois anos[4] . Estes factores levam a repercussões negativas no estado psicológico do paciente que estão provavelmente relacionadas com o longo tratamento ortodôntico e a descompensação dos elementos dentários, causando um agravamento temporário da estética facial, um agravamento transitório da mastigação, e uma melhoria do desconforto oral.

Um novo conceito conhecido como "abordagem ortognática de cirurgia primeiro ortognático (SFOA)" que inicia a cirurgia ortognática no início do ciclo de tratamento sem preparação ortodôntica pré-operatória ou com um tratamento ortodôntico pré-operatório mínimo de menos de 6 meses, foi criado para resolver os inconvenientes da cirurgia ortognática convencional. Em 1959, Skaggs[4] levantou a questão do tempo cirúrgico em relação ao tratamento ortodôntico e sugeriu que a cirurgia deveria preceder o tratamento ortodôntico se uma relação interarquial satisfatória pudesse ser alcançada cirurgicamente. O relatório de caso de Nagasaka et alin 2009[5] é frequentemente citado como a primeira aplicação clínica desta abordagem A investigação subsequente demonstrou que, em comparação com o esquema tradicional, os protocolos surgery-first parecem reduzir o tempo total de tratamento e obter uma melhoria imediata do perfil facial ou da constrição das vias aéreas superiores. Estes factores podem levar a taxas elevadas de satisfação dos pacientes desde as fases iniciais do tratamento e a uma melhor cooperação durante a ortodontia pós-operatória. A capacidade de eliminar ou reduzir o tratamento ortodôntico pré-cirúrgico, movendo cirurgicamente os maxilares directamente para a posição desejada, e um breve seguimento da terapia ortodôntica são as principais vantagens deste procedimento que leva à satisfação do paciente com o tratamento. Esta nova abordagem é também frequentemente solicitada pelos pacientes porque é possível ver melhorias na estética facial imediatamente, uma vez que a duração da terapia é significativamente reduzida.

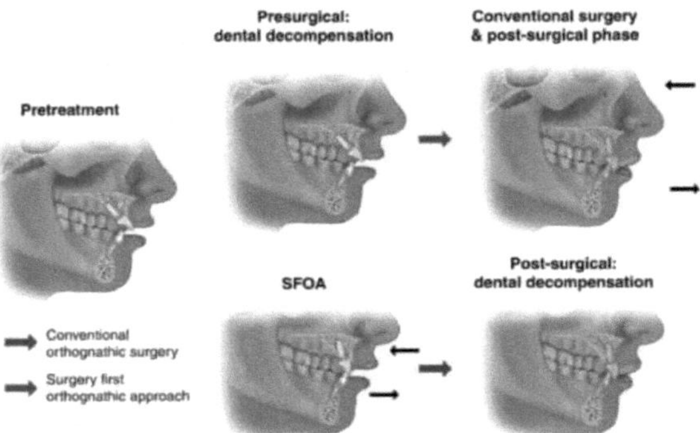

Fig.1,comparando a cirurgia ortognática convencional com a cirurgia de primeira abordagem ortognática.

A técnica cirúrgica difere da estratégia típica em cirurgia ortognática na medida em que inclui apenas duas fases: cirurgia e terapia ortognática pós-operação. Os benefícios propostos da cirurgia levaram primeiro a uma aceitação crescente nas comunidades cirúrgica e ortodôntica em relação a estes protocolos. No entanto, não existe actualmente consenso relativamente aos protocolos cirúrgicos, complicações específicas ou limitações desta sequência de tratamento, e estabilidade dos resultados. Os pacientes desejam frequentemente esta nova técnica, uma vez que ela lhes permite testemunhar resultados[2] .

Na literatura, a heterogeneidade na metodologia, estatística e características clínicas tornaram pouco fiável a análise quantitativa dos resultados. O objectivo desta investigação era comparar SFA e COA de modo a realçar os benefícios e desvantagens de cada um, permitindo aos médicos escolher a melhor técnica cirúrgica.

CAPÍTULO 2

REVISÃO DE LITERATURA

1. **H. B. Yu, L. X. Mao, X. D. Wang, B. Fang, S. G. Shen (2015)**[5] realizaram um estudo para relatar a sua experiência com o SFA por má oclusão esquelética. Cinquenta pacientes com oclusopatias esqueléticas foram inscritos neste estudo (11 protusões bimaxilares, 27 oclusopatias esqueléticas classe III, e 12 assimetrias faciais). Após consulta ortognática-ortodôntica, foi determinada a aptidão para SFA e elaborado um plano de tratamento. Os pacientes foram então submetidos a cirurgia ortognática, que incluiu osteotomia maxilar de Le Fort I, osteotomia sagital bilateral de ramus split, osteotomia subapical, e genioplastia. O tratamento ortodôntico pós-operatório foi iniciado após um período de cicatrização de 2 semanas. A duração média do tratamento ortodôntico pós-operatório foi de 14,9 meses, o que é mais curto do que o tratamento ortognático-ortodôntico articular tradicional. No grupo de protrusão bimaxilar, esta foi de cerca de 19 meses, o que foi mais longo do que para os outros grupos. Após o tratamento ortognático-ortodôntico articular, foi

alcançado um bom perfil facial e uma oclusão ideal. Concluíram que com as vantagens de melhorias anteriores na estética facial e função dentária do paciente, a redução da dificuldade e duração do tratamento de gestão ortodôntica, e o aumento da aceitação do paciente, o SFA é considerado como uma alternativa ideal e valiosa para este procedimento potencialmente complicado.

2. **A. MariaPeiro-G ,Raquel Guijarro-Martinez e Federico Hernandez-Alfaro(2016)[6] conduziram uma** revisão sistemática para comparar a abordagem convencional à cirurgia ortognática. Foi realizada uma revisão da literatura científica sobre cirurgia - primeiro tratamento (Janeiro de 2000 a Janeiro de 2015). As bases de dados da PubMED e da Biblioteca Cochrane foram acedidas. Os critérios de selecção de pacientes, protocolo específico de cirurgia ortodôntica, duração do tratamento, satisfação do paciente e ortodontista, e estabilidade dos resultados foram comparados com uma população semelhante tratada convencionalmente. A pesquisa resultou em 179 publicações. A aplicação de critérios de selecção rigorosos deu o grupo final de 11 artigos. No total, 295 pacientes foram tratados com uma abordagem cirúrgica-primeira. A maloclusão de Classe III foi a mais prevalecente (84,7%). A duração total do tratamento foi menor nos pacientes operados em primeiro lugar do que nos tratados

convencionalmente. Concluíram que a abordagem surgery-first é um novo paradigma de tratamento para a gestão da deformidade dentomaxilofacial e relataram resultados satisfatórios e elevada aceitação.

3. **S Pelo,GiulioGasparini,Umberto Garagiola, Massimo Cordaro et al(2017)**[7] realizaram um estudo para investigar e avaliar as diferenças detectadas pelos pacientes entre a abordagem tradicional ortognática e a abordagem cirúrgica - a primeira em termos de nível de satisfação e qualidade de vida. Foi seleccionado e incluído neste estudo um total de 30 pacientes que foram submetidos a cirurgia ortognática para correcção de más oclusões. Quinze pacientes foram tratados com a abordagem da cirurgia ortognática convencional, e 15 pacientes com a abordagem cirúrgica-primeira. Concluíram que o estudo mostrou que o agravamento do perfil facial durante a fase de descompensação da abordagem de cirurgia ortognática tradicional tem um impacto negativo sobre a percepção da qualidade de vida dos pacientes. Os cirurgiões devem considerar a possibilidade de uma abordagem cirúrgica-primeiro para evitar esta ocorrência.

4. **H Wei, Zhixu Liu, J Zang e Xudong Wang (2018)** examinaram a

literatura para comparar a diferença na estabilidade pós-operatória entre uma abordagem ortognática convencional (COA) e uma abordagem ortodôntica convencional (SFEA). PubMed, Embase, e Cochrane Library foram pesquisados para estudos relacionados com a estabilidade pós-operatória da SFEA. Analisaram 12 estudos (total de 498 participantes). A estimativa conjunta sugeriu que o grupo SFEA manifestou menos estabilidade pós-operatória do que o grupo COA, com uma heterogeneidade moderada. O resultado da análise dos subgrupos não produziu diferença de subgrupos. Com base na meta-análise, a mandíbula tende a rodar mais no sentido anti-horário no grupo SFEA, o que indica uma estabilidade pós-operatória mais fraca do que no grupo COA. Concluíram que os planos de rastreio e tratamento dos doentes deveriam ser cuidadosamente revistos para compensar uma possível recidiva pós-operatória aquando da adopção da SFEA.

5. **S. S. Agarwal,SanjeevDatana,N. K. Sahoo,S. K. Bhandari(2020)** realizou um estudo para avaliar as alterações nas dimensões das vias aéreas após o retrocesso mandibular com abordagem ortognática convencional (COA) e abordagem ortognática cirúrgica (SFOA). Foram recolhidos os registos de tratamento de 20 pacientes que sofreram um

retrocesso mandibular com SFOA/COA. Os registos foram divididos em dois grupos (COA e SFOA, dez pacientes em cada grupo). Os resultados mostraram que em casos de contratempo, a SFOA tem uma maior redução imediata das vias aéreas no pós-surgico e uma maior recaída no seguimento de 01 ano. Concluíram que a previsão destas alterações na fase de diagnóstico e planeamento do tratamento pode prevenir potenciais eventos adversos nas vias aéreas.

6. **Barone S, Morice A , Picard A , Amerigo Giudice(2020)**[8] conduziu um estudo para avaliar a estabilidade esquelética, tempo de tratamento, complicações cirúrgicas, e qualidade de vida em SFA e COA. Foram acedidas seis bases de dados até Maio de 2020 para obter todas as revisões sistemáticas (SRs). A qualidade metodológica foi calculada para os SR incluídos, utilizando a última versão de A Measurement Tool to Assess Systematic Review (AMSTAR-2). Dez RS foram incluídos nesta revisão. Uma boa estabilidade dos maxilares foi avaliada tanto com SFA como com COA pela maioria dos RS de qualidade baixa ou criticamente baixa. Foi relatado menos tempo de tratamento para SFA do que para COA com um nível de qualidade moderado. Foi registada uma taxa de complicações ligeiramente mais elevada com SFA do que com COA por

SRs de qualidade baixa ou moderada. Foi registada uma melhor qualidade de vida com SFA do que COA por SRs de qualidade moderada ou de baixa qualidade. Concluíram que o SFA pode/- 9erepresentar uma alternativa razoável ao COA.

7. <u>**Jong-Woo C,HojinP,Soon-Man KwonJangYeol Lee(2021)**</u>[9] realizou um estudo para avaliar e comparar a fiabilidade da abordagem surgery-first e da abordagem tradicional ortodôntica-first para a correcção da assimetria facial com base na classificação da assimetria facial. Foram incluídos pacientes com assimetria facial submetidos a cirurgia ortognática entre Janeiro de 2016 e Janeiro de 2019, os quais foram divididos em grupos de assimetria horizontal e vertical com base no vector de assimetria, tendo sido realizada uma análise de subgrupos. Concluíram que os padrões tradicionais são sempre desafiantes,a abordagem ortognática da primeira cirurgia pode levar a uma nova era nas abordagens ortognáticas tradicionais.

8. **A. MariaPeiro-G ,Raquel Guijarro-Martinez e Federico Hernandez-Alfaro(2016)**[6] **conduziram uma** revisão sistemática para comparar a

abordagem convencional à cirurgia ortognática. Foi realizada uma revisão da literatura científica sobre cirurgia - primeiro tratamento (Janeiro de 2000 a Janeiro de 2015). O PubMED e

Foram acedidas as bases de dados da Biblioteca Cochrane. Os critérios de selecção de pacientes, protocolo específico de cirurgia ortodôntica, duração do tratamento, satisfação dos pacientes e ortodontistas, e estabilidade dos resultados foram comparados com uma população semelhante tratada convencionalmente. A pesquisa resultou em 179 publicações. A aplicação de critérios de selecção rigorosos deu o grupo final de 11 artigos. No total, 295 pacientes foram tratados com uma abordagem cirúrgica-primeira. A maloclusão de Classe III foi a mais prevalecente (84,7%). A duração total do tratamento foi menor nos pacientes operados em primeiro lugar do que nos tratados convencionalmente. Concluíram que a abordagem surgery-first é um novo paradigma de tratamento para a gestão da deformidade dentomaxilofacial e relataram resultados satisfatórios e elevada aceitação.

9. **Agarwal,SanjeevDatana,N. K. Sahoo,S. K. Bhandari(2020)** realizou um estudo para avaliar as alterações nas dimensões das vias aéreas após o retrocesso mandibular com a abordagem ortognática convencional (COA)

e a abordagem ortognática cirúrgica (SFOA). Foram recolhidos os registos de tratamento de 20 pacientes que sofreram um retrocesso mandibular com SFOA/COA. Os registos foram divididos em dois grupos (COA e SFOA, dez pacientes em cada grupo). Os resultados mostraram que em casos de contratempo, a SFOA tem uma maior redução imediata das vias aéreas no pós-surgico e uma maior recaída no seguimento de 01 ano. Concluíram que a previsão destas alterações na fase de diagnóstico e planeamento do tratamento pode prevenir potenciais eventos adversos nas vias aéreas.

10.

CAPÍTULO 3

INSIGHT

Critérios de inclusão

1. Idade-18 a 30 anos (ambos os sexos inclusive).

2. Disponibilidade de um conjunto completo de registos de tratamentos médicos e ortodônticos.

3. Pacientes esqueléticos maduros com uma mandíbula prognática (overjet negativo).

4. História médica que não indica qualquer evidência de qualquer condição

sistémica/síndrome/patologia que possa afectar o metabolismo ósseo ou

contradizer a anestesia geral e a cirurgia ortognática.

Critérios de exclusão

1. Estudos com animais

2. Artigo de revisão

3. Estudo de caso/ Relatório

4. Comentários artigos

5. Carta ao Editor

PERGUNTA FOCALIZADA

Será a abordagem ortognática da Cirurgia-primeira ortognática superior à abordagem ortognática convencional?

FINALIDADE E OBJECTIVOS:

Avaliar as diferenças na satisfação do paciente, qualidade de vida, estabilidade esquelética, tempo de tratamento, e complicações cirúrgicas entre a abordagem tradicional ortognática e a abordagem cirúrgico-primeira.

ESTRATÉGIA DE PESQUISA

PICO (Glossário de Termos Baseados em Evidências 2007)

1. Na população, são escolhidos os pacientes que estão a receber tratamento ortodôntico.

2. Intervenção de deformidades dentoesqueléticas com abordagem

   ortognática de Cirurgia-primeira ortognática e abordagem ortognática

   convencional.

3. Comparou-se o tratamento das deformidades dentofaciais com uma

   Abordagem Ortognática Surgey-First e uma Abordagem Ortognática

   Convencional.

4. Avaliação do sucesso do tratamento em termos de estabilidade do esqueleto, tempo de tratamento,

   complicações cirúrgicas, e qualidade de vida.

Pergunta de investigação

A abordagem cirúrgico-primeira mostra os mesmos resultados da

abordagem ortognática convencional em termos de estabilidade

esquelética, tempo de tratamento e qualidade de vida.

CAPÍTULO 4

FLUXOGRAMA DE PRISMA

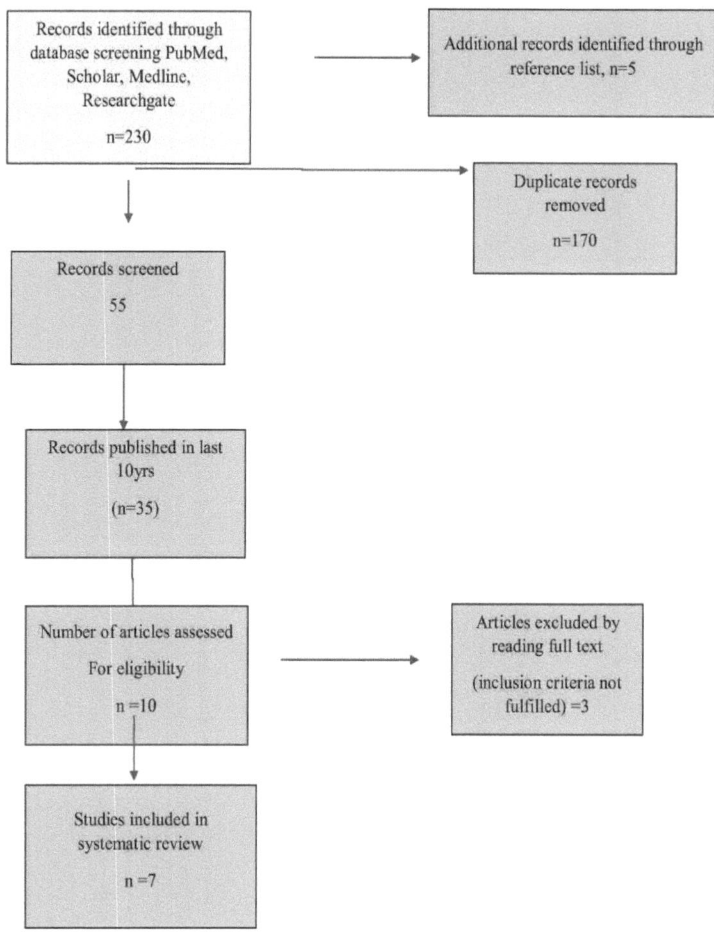

CAPÍTULO 5

RESULTADOS

S. No.	FIRST AUTHOR	STUDY DESIGN	SAMPLE TYPE	SAMPLE SIZE	OUTCOME MEASURE	OUTCOME AND AUTHORS CONCLUSION
1.	**Selene Barone (2020)**	Retrospective Study	Comparative study		Less treatment time was reported for SFA than COA with a moderate quality level.	SFA may represent a reasonable alternative to COA and could be associated with shorter postoperative orthodontic treatment time.

| 2. | YANG Le. (2021) | Retrospective Study | Comparative study | Patient between Jan.2016-2019. | The treatment period of the surgery-first group was significantly shorter than that of the orthodontic-first group. | the surgery-first orthognathic approach can achieve similar results in correcting dentofacial deformities in terms of postoperative skeletal stability. |
| 3. | S. S. Agarwal (2020) | Prospective Study | Randomized Control trails | 20 Patients | study indicate a statistically significant reduction in airway volume and area at T1 in both modalities.. | SFOA has greater airway reduction immediate post-surgically and greater relapse at 01-year follow-up. |

| 4. | **Hongpu Wei (2018)** | Prospective Study | Randomized Control trails | 12 studies (total of 498 participants) | The pooled estimate suggested that the SFA group manifested less postoperative stability than COA group | SFA may yield poorer postoperative stability than COA. Specifically, the mandible tends to rotate counterclockwis e more in SFA |
| 5. | **Sandro Pelo (2017)** | Prospective Study | Comparative study | 30 patients (15 patients were treated with the COA and 15 with SFA) | showed significant differences in terms of the Orthognathic Quality of Life and the Oral Health Impact Profile | The worsening of the facial profile during the traditional orthognathic surgery approach decompensation phase has a negative impact |

						on the perception of patients' quality of life.
6.	**Maria A (2016)**	Prospective Study	Comparative study	295 patients were managed with a surgery-first approach.	heterogeneity and low evidence levels of the retrieved articles, and the lack of prospective longterm follow-ups.	Studies have reported satisfactory outcomes and high acceptance.
7.	**Yu H.B. (2015)**	Retrospective study	Comparative Study	50 cases	SFA is regarded as an ideal and valuable alternative for this potentially complicated procedure.	Patients were satisfied with the results of treatment. No relapse was recorded during 6–12 months of follow-up.

CAPÍTULO 6

DISCUSSÃO

A cirurgia ortognática visa corrigir deformidades dentofaciais esqueléticas graves, a fim de melhorar as características estéticas e funcionais. A realização destes objectivos está relacionada com um bom planeamento cirúrgico e um tratamento ortodôntico preciso. No entanto, as diferenças no timing destas fases podem modificar a eficácia do resultado final. O dogma terapêutico fornece três fases de tratamento: fase ortodôntica pré-cirúrgica, correcção cirúrgica esquelética, e fase ortodôntica pós-cirúrgica. Nesta abordagem ortognática convencional (COA), o paciente é submetido a descompensações dentárias dos arcos, o que agrava o seu perfil facial[13] . Após o tratamento cirúrgico, é necessário um pequeno refinamento oclusal para melhorar a estabilidade e a estética. Recentemente, para superar as desvantagens desta sequência terapêutica tradicional, foi introduzida a abordagem surgery-first (SFA), que ainda está a desenvolver-se. Na filosofia da SFA, o tratamento ortodôntico pré-cirúrgico é completamente ignorado, e o primeiro passo é representado pela correcção cirúrgica dos maxilares.

SFA surgiu recentemente como uma opção viável de COA para pacientes que necessitam de cirurgia ortognática para corrigir anomalias dentoesqueléticas. Os principais benefícios do SFA incluem um tempo de tratamento mais curto, o perfil facial é melhorado desde o início do tratamento, como resultado da correcção da base esquelética. As taxas de satisfação dos pacientes e ortodontistas são elevadas, a elevada satisfação dos pacientes está associada a uma melhor cooperação durante a ortodontia pós-operatória. A descompensação ortodôntica é eficiente e eficaz em resposta ao estabelecimento de uma relação maxilomandibular adequada e ao fenómeno de aceleração regional. A recuperação dos pacientes tem lugar rapidamente. Quando a respiração com distúrbios do sono é a principal indicação para o tratamento, o avanço precoce da maxilomandíbula aumenta imediatamente as dimensões da via aérea superior, mas a estabilidade esquelética pós-cirúrgica e os problemas operatórios devem ser monitorizados[11] .

Trata-se de uma revisão sistemática de 7 estudos para avaliar o tempo de tratamento, qualidade de vida e estabilidade pós-operatória da SFEA em comparação com o COA. Esta revisão sistemática foi organizada de acordo com directrizes previamente recomendadas e foi redigida de acordo com a lista de verificação PRISMA (Preferred Reporting Items for Systematic Reviews and Meta-analyses). As pesquisas electrónicas foram realizadas independentemente na PubMed, Embase, e Cochrane Database para registos que relatavam a comparação entre a SFEA e a COA. A estratégia de pesquisa detalhada do PubMed foi a seguinte: [Cirurgia ortognática e cirurgia convencional ou tradicional ortognática) .

Foi efectuada uma pesquisa inicial, foram eliminados registos duplicados, os títulos e resumos foram analisados quanto à sua relevância, tendo sido identificados como excluídos ou requerendo uma avaliação mais aprofundada. As discrepâncias foram resolvidas por discussão. Foi também realizada uma pesquisa manual utilizando as listas de referência de artigos seleccionados e revisões anteriores para identificar estudos adicionais elegíveis.

A análise qualitativa dos estudos incluídos permitiu resumir a estabilidade esquelética pós-cirúrgica após SFA e coa3. Esta revisão sistemática foi realizada para avaliar a estabilidade pós-operatória da SFEA em comparação com a COA. A posição anteroposterior do pogónio desempenha um papel vital na estética e harmonia do perfil facial humano. No estudo conduzido por Wei et al[3] , as alterações horizontais pós-operatórias do pogão foram registadas como o resultado primário e as alterações pós-operatórias de outros pontos de referência de tecido duro facial.

De acordo com Wie et al[3] , as alterações horizontais pós-operatórias de pogão e ponto B e as alterações verticais pós-operatórias do ponto B foram consideradas como tendo diferenças significativas, o que indica que a quantidade de mandíbula recaída no grupo

SFEA é maior do que no grupo COA. Mais especificamente, a mandíbula tende a rodar

mais no sentido contrário ao dos ponteiros do relógio no grupo SFEA, embora se tenha

verificado que a recidiva da maxila não tem diferença significativa entre o grupo SFEA

e o grupo COA.

foram resultados secundários.

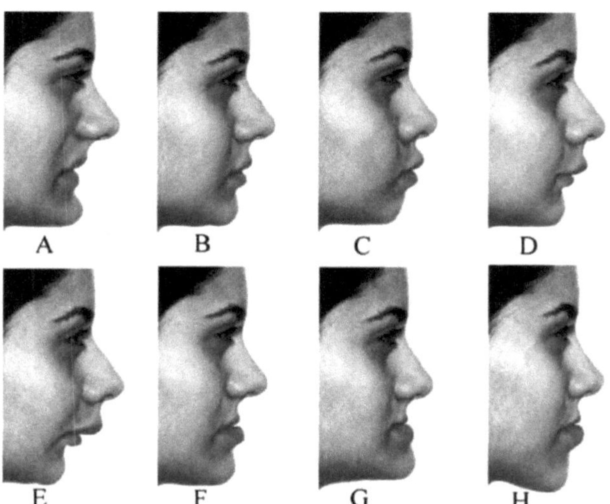

FIG.2 Conjunto de distorções do perfil facial feminino

A, Retrusão dentoalveolar bimaxilar,

B, perfil recto,

C, protrusão bimaxilar dentoalveolar,

D,   mandíbula retrognática,

E,   maxila prognática e mandíbula retrognática,

F,   mandíbula prognática,

G,   maxila retrognática e mandíbula prognática com aumento da sobremordida,

H,   mandíbula prognática e posteriormente rodada com mordida aberta anterior

Ref.(Luka Cala, Stjepan Spalj, Martina Slaj, Marina Varga Lapter, Mladen Slaj,

Preferências de perfis faciais: Diferenças na percepção das crianças com e sem história

ortodôntica,American Journal of Orthodontics and Dentofacial Orthopedics,

Volume 138, Edição 4,2010).

A razão da elevada tendência de recaída da mandíbula pode residir na disfunção da

articulação temporomandibular e em factores musculares[9] . Uma análise semelhante

relatada por Yang et al.[10] indicou que o primeiro grupo cirúrgico tem uma estabilidade

pós-operatória semelhante da mandíbula e maxila em comparação com o grupo COA.

No entanto, a análise de Yang et al[10] incluiu um total de apenas 6 estudos relacionados

com 284 participantes, com alguns estudos relevantes existentes excluídos. A utilização

do modelo de efeito por Yang et al.[10] também é discutível. Wei et al[3] também

relacionaram 3 outros artigos[2,13,16] sem análise estatística combinada sobre o mesmo tópico. Huang et al.[22] analisaram 3 artigos relevantes e verificaram que não existiam diferenças na estabilidade pós-operatória entre o grupo SFEA e o grupo COA em direcções tridimensionais (direcção transversal, vertical, e sagital). Sharma et al.[17] também concluíram que não existia diferença significativa entre a SFEA e uma abordagem convencional. Peiró guijarro et al.[13] analisaram 2 artigos e sugeriram que foi encontrada uma boa estabilidade tanto em planos horizontais como verticais, em comparação com uma abordagem convencional. Contudo, foi também encontrada uma taxa de recidivas mais elevada em relação à posição da mandíbula. Considerando as opiniões contraditórias destes artigos, Wei et al[3] combinaram todos os estudos disponíveis e descobriram que a mandíbula tende a rodar no sentido anti-horário mais no grupo SFEA do que no grupo COA, o que indica uma estabilidade pós-operatória desfavorável no grupo SFEA.

Ao comparar o SFA com o COA em termos de tempo de tratamento, foi encontrado um grande acordo entre os autores incluídos nesta revisão. Para a abordagem cirúrgico-primeira, um dos dois resultados possíveis podia ser antecipado. Todo o período de tratamento será prolongado se a oclusão pós-cirúrgica não puder ser devidamente superada. Isto deve-se ao facto de a terapia ortodôntica pós-cirúrgica demorar mais tempo a atingir a oclusão desejada. Em segundo lugar, porque este procedimento não inclui o tratamento ortodôntico pré-cirúrgico, a duração será reduzida[17] .

Apesar da variabilidade dos estudos, foram relatadas provas de um tempo de tratamento mais curto no grupo SFA. O tempo médio de tratamento com o primeiro método cirúrgico foi de 14,2 meses, enquanto a abordagem convencional ortognática exigiu 20,2 meses, resultando numa diferença de 6-12 meses no tempo de tratamento pós-operatório. "[5,1618] Juntamente com a diminuição do tempo total de tratamento, a melhoria precoce do perfil facial foi a vantagem mais frequentemente relatada de uma abordagem cirúrgico-primeiro.

A correcção precoce da deformidade facial, independentemente da etnia, leva a uma melhoria da estética facial desde o início do tratamento, o que pode ter um impacto positivo na qualidade de vida e na satisfação com o tratamento. A estratégia surgery-first produziu rápidas melhorias na qualidade de vida como resultado de uma melhoria facial imediata.

Nos últimos anos, Yu [HB6] e Barone S[1] relataram que a avaliação da qualidade de vida aumentou, e, mais importante ainda, o foco alargou-se, com maior ênfase no bem-estar social em vez da mortalidade de doenças, crescimento de tumores, etc., fornecendo visões subjectivas muito negligenciadas dos resultados do tratamento. Com a crescente relevância da qualidade de vida relacionada com a saúde (HRQoL), reconhece-se agora que a avaliação da qualidade de vida (QoL) é uma medida-chave dos resultados na gestão das deformidades dentofaciais. É bem conhecido que o motivo principal para se submeter a uma cirurgia ortognática é melhorar a aparência.

O questionário Perfil de Impacto na Saúde Oral (OHIP) também foi utilizado para avaliar as percepções dos doentes sobre a sua qualidade de vida em relação a problemas orais[4] . Os resultados da avaliação da qualidade de vida, contudo, revelam limites significativos na análise dos aspectos étnicos, culturais e socioeconómicos que podem diferir entre comunidades. Como consideração geral sobre a avaliação da qualidade de vida com questionários, Flavio U[4] afirma que a abordagem ortognática da primeira cirurgia provou proporcionar uma melhoria imediata da qualidade de vida e evitar o agravamento causado pelo tratamento pré-cirúrgico e o desconforto do tratamento ortodôntico pré-cirúrgico longo, embora os resultados devam ser melhor corroborados por mais estudos com um grupo maior de pacientes.

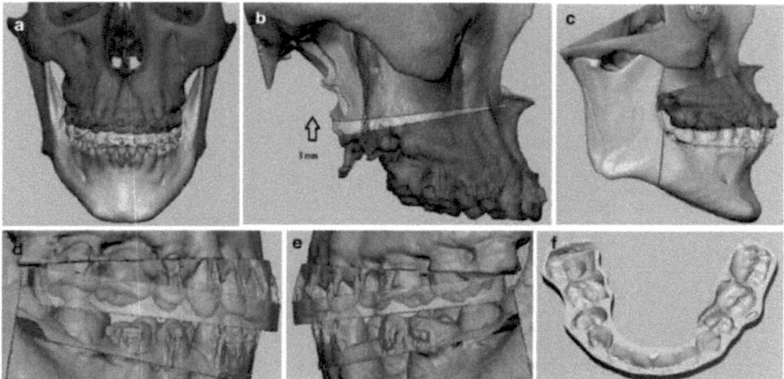

FIG.3 O workfLow demonstra a configuração do movimento ortodôntico pré-cirúrgico

a)   o procedimento cirúrgico na maxila

b) o procedimento sobre a mandíbula

32

c) a subsequente oclusão dentária pós-operatória com tala in situ

Ref.(Reddy N, Potturi A. Abordagem Ortognática da Primeira Cirurgia. Em Oral e Maxilo-facial

Cirurgia para o Clínico 2021 (pp. 1463-1475). Springer, Singapura).

O SFA pode representar uma alternativa razoável ao COA e pode estar associado a um tempo de tratamento ortodôntico pós-operatório mais curto, ao aumento da qualidade de vida imediatamente após a cirurgia, e a tendência continua durante todo o curso do tratamento, sem deterioração pré-cirúrgica. Contudo, foi encontrada uma elevada heterogeneidade nos dados recolhidos e, por conseguinte, são necessários mais estudos comparando o SFA e o COA.

CAPÍTULO 7

CONCLUSÃO

As conclusões desta revisão devem ser interpretadas com cautela.

O SFA pode ser uma alternativa viável ao COA e pode resultar num tempo de tratamento ortodôntico pós-operatório mais curto.

No entanto, os autores descobriram um elevado grau de heterogeneidade nos RS, tendo a maioria deles baixos níveis de evidência. Para além das razões acima expostas, existe uma vasta gama de variáveis de resultados em cirurgia ortognática, o que dificulta uma comparação significativa entre as duas técnicas.

Como uma consideração geral sobre a avaliação da qualidade de vida, podemos afirmar que a abordagem ortognática da primeira cirurgia tem provado proporcionar uma melhoria imediata da qualidade de vida e evitar o agravamento causado pelo tratamento pré-cirúrgico e o desconforto do tratamento ortodôntico pré-cirúrgico longo, embora os resultados devam ser melhor corroborados por estudos adicionais com um grupo maior de patentes.

Até agora, qualquer condição esquelética e/ou oclusal que pudesse pôr em risco o resultado clínico era considerada primeiro uma contra-indicação à cirurgia.

No entanto, a visão por computador, as configurações ortodônticas virtuais, a análise tridimensional e a concepção assistida por computador - a produção assistida por computador de talas intra-operatórias pode ajudar o cirurgião e o ortodontista a prever mais correctamente a extensão da correcção dentoesquelética.

Para clarificar os resultados desta análise, estudos 3D em grande escala e bem concebidos

São necessários RCTs com acompanhamento a longo prazo.

REFERÊNCIAS

1. Karamisinis,K.,&Basdra,E.K.(2018). A base biológica do tratamento das discrepâncias maxilares: Uma interacção de forças mecânicas e configuração esquelética. Base molecular da Doença,1864(5).

2. Soverina D, Gasparini G, Pelo S, Doneddu P, Todaro M, Boniello R, et al. Estabilidade esquelética em cirurgia ortognática com a primeira abordagem cirúrgica: uma revisão sistemática. Int J Oral MaxillofacSurg 2019;48(7):930-40

3. Naran S, Steinbacher DM, Taylor JA. Conceitos actuais em cirurgia ortognática. PlastReconstrSurg 2018;141(6):925e-36e.

4 .

4. Sachin Agarwal, David Shafer, Ravindra Nanda,Aumentar a eficiência do tratamento ortodôntico e de cirurgia ortognática com uma abordagem cirúrgica-primeira modificação,American Journal of Orthodontics and Dentofacial Orthopedics,Volume 148, Edição 5,2015,

5. H. B., et al. "The surgery-first approach in orthognathic surgery: a retrospective

study of 50 cases". Revista internacional de cirurgia oral e maxilofacial 44.12 (2015): 1463

6. María A. Peiró-Guijarro, Raquel Guijarro-Martínez, Federico Hernández-Alfaro,Cirurgia em primeiro lugar em cirurgia ortognática: Uma revisão sistemática da literatura,American Journal of Orthodontics and Dentofacial Orthopedics,Volume 149, Número 4,2016.

7. Pelo, Sandro, et al. "Cirurgia-primeira abordagem ortognática versus abordagem ortognática tradicional": Qualidade de vida relacionada com a saúde oral avaliada com 2 questionários". American Journal of Orthodontics and Dentofacial Orthopedics 152,2 (2017): 250-254.

8. Wei, Hongpu, et al. "Surgery-first/early-orthognathic approach may yielder poorer postoperative stability than conventional orthodontics-first approach: a systematic review and meta-analysis". Cirurgia oral, medicina oral, patologia oral e radiologia oral 126,2 (2018): 107-116.

9. Ko WC, Shao CL, Yu RC, et al. Variáveis esqueléticas e dentárias relacionadas com a estabilidade da cirurgia ortognática na má oclusão esquelética classe III com uma abordagem cirúrgica-primeira. J Oral Maxillofac Surg. 2013;71:215-223

10. Yang L, Xiao YD, Liang YJ, et al. A abordagem cirúrgico-primeira produz melhores resultados em cirurgia ortognática? Uma revisão sistemática e uma meta-análise. J Oral Maxillofac Surg. 2021; 75:2422-2429

11. Agarwal, S. S., et al. "Avaliação das Dimensões das Vias Aéreas Seguindo o Mandibular Contratempo com a Surgery-First Orthognathic Versus Orthognathic Conventional Abordagem". Journal of Maxillofacial and Oral Surgery 20.2 (2021): 296-303.

12. Barone, Selene, et al. "Surgery-first orthognathic approach vs conventional orthognathic approach": Uma revisão sistemática de revisões sistemáticas". Journal of Stomatology, Oral and Maxillofacial Surgery 122.2 (2021): 162-172. Yu, 1467.

13. Peiro-Guijarro, Maria A., Raquel Guijarro-Martinez, e Federico Hernandez- Alfaro.

"Cirurgia primeiro em cirurgia ortognática: uma revisão sistemática da literatura". American Journal of Orthodontics and Dentofacial Orthopedics 149,4 (2016): 448-462.

14. ugran, M., & Baka, Z. M. (2021). *Avaliação estética de fotografias de perfil mostrando vários padrões sagitais e verticais. American Journal of Orthodontics and Dentofacial Orthopedics, 159(3), 281-291*

15. Luka Cala, Stjepan Spalj, Martina Slaj, Marina Varga Lapter, Mladen Slaj,Facial profile preferences: Diferenças na percepção das crianças com e sem história ortodôntica,American Journal of Orthodontics and Dentofacial Orthopedics,Volume 138, Número 4,2010

16. Seifi M, Matini NS, Motabar AR, Motabar M. Dentoskeletal estabilidade em cirurgia ortognática convencional, tratamento ortodôntico pré-cirúrgico e cirurgia-primeira abordagem em pacientes da classe III. Mundo J PlastSurg 2018;7(3):283

17. Sharma VK, Yadav K, Tandon P. Uma visão geral da cirurgia - primeira abordagem: avanços recentes na cirurgia ortognática. J Orthod Sci. 2015;4:9-12

18. .Choi JW, Lee JY. Aplicação Clínica da Primeira Abordagem da Cirurgia em Pacientes com Deformidades Dentofaciais de Classe II. InThe Surgery-First Orthognathic Approach 2021 (pp. 233-266). Springer, Singapura.

19. Zhou Y, Li Z, Wang X, Zou B, Zhou Y. Alterações progressivas em pacientes com maloclusão de classe esquelética III tratados por cirurgia de 2 mandíbulas com ortodontia pré-cirúrgica mínima e convencional: um estudo comparativo. Am J Orthod Dentofac Orthop 2016;149(2):244-52.

20. Reddy N, Potturi A. Abordagem Ortognática da Primeira Cirurgia. InOral and Maxillofacial Surgery for the Clinician 2021 (pp. 1463-1475). Springer, Singapura).

21. Jeong WS, Choi JW, Lee JY, Kwon SM. Pode uma abordagem ortognática de cirurgia primeira reduzir o tempo total de tratamento? Revista internacional de cirurgia oral e maxilo-facial. 2017 Abr 1;46(4):473-82.

22. Huang C, Hsu S, Chen YR. Revisão sistemática da abordagem cirúrgico-primeira em cirurgia ortognática. Biomed J 2014;37(4):184.

23.] Al-Dohan AM, Al-Jewair TS. As provas limitadas sugerem que a ortodontia pré-cirúrgica pode não ser necessária para pacientes com cirurgia ortognática. J Prática de Dentadura de Evidência 2017;17(1):39

24. Yang L, Xiao YD, Liang YJ, et al. A abordagem cirúrgico-primeira produz melhores resultados em cirurgia ortognática? Uma revisão sistemática e uma meta-análise. J Oral Maxillofac Surg. 2021; 75:2422-2429

25. Agarwal, S. S., et al. "Avaliação das Dimensões das Vias Aéreas Seguindo o Mandibular

Contratempo com a Surgery-First Orthognathic Versus Orthognathic Conventional

Abordagem". Journal of Maxillofacial and Oral Surgery 20.2 (2021): 296-303.

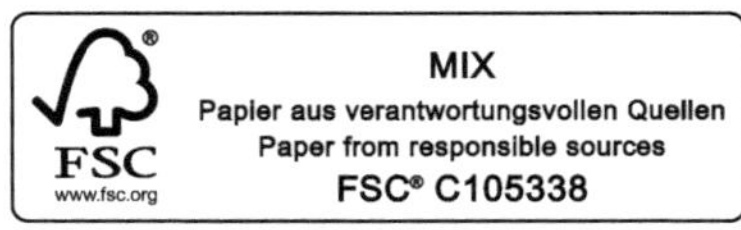

Printed by Books on Demand GmbH, Norderstedt / Germany